DR. MED. MARIANNE KOCH

WERNER BUCHBERGER

Wechseljahre

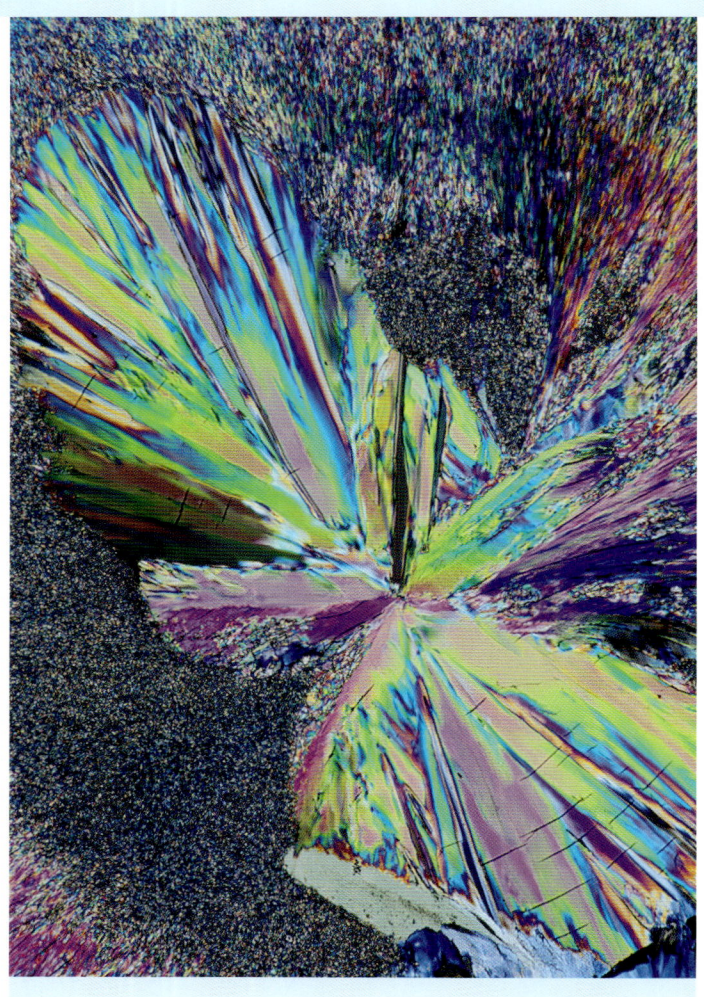

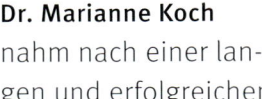

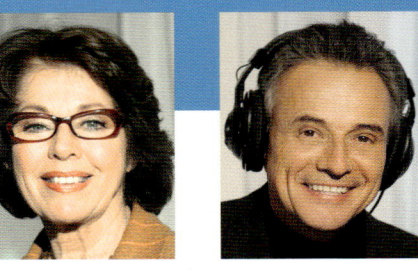

Dr. Marianne Koch

nahm nach einer lan-
gen und erfolgreichen
Filmkarriere ihr Medizinstudium wieder
auf und arbeitete bis 1997 als Internistin
in ihrer eigenen Praxis. Anschließend begann sie eine neue Tätigkeit als Medizin-
journalistin. Mit ihren Fachbüchern (»Mein
Gesundheitsbuch«, »Körperintelligenz«
sowie »Die Gesundheit unserer Kinder«)
und ihren Auftritten in Fernsehen und
Hörfunk vermittelt sie seither medizini-
sches Wissen in einer bildhaften, für
jedermann verständlichen Sprache. Im
Jahr 2001 begann Marianne Koch im
Bayerischen Rundfunk zusammen mit
dem kongenialen Moderator Werner
Buchberger die wöchentliche Hörfunk-
Sendung »Gesundheitsgespräch«. Sie ist
bis heute überaus populär. Jetzt erscheint
sie auch als Buchserie.

Werner Buchberger arbeitet
seit 28 Jahren für den Bayerischen Rundfunk und ist Lei-
ter des Gesundheitsressorts.
Als Moderator und Redak-
teur hat er mit Frau Dr. Koch
die wöchentliche Hörfunk-
sendung »Gesundheitsge-
spräch« entwickelt, die seit
acht Jahren sehr erfolgreich
auf Bayern 2 läuft. Sein An-
liegen besteht darin, den
Menschen eine Orientie-
rungshilfe im Informations-
dschungel der modernen
Medizin zu bieten. Diesen
Ansatz sieht er im »Gesundheitsgespräch« verwirklicht.

Es gibt Frauen, die den Wechseljahren als dem angeblichen *Ende ihrer Weiblichkeit* entgegenbangen. Und bei denen mit dem Nachlassen bestimmter hormoneller Funktionen auch das *Selbstbewusstsein* schwindet. Das muss nicht sein! Im Gegenteil, wir sollten diese Jahre als Chance ansehen, als *Aufbruch* in einen neuen, erfüllten und interessanten Lebensabschnitt. Natürlich kann es vorübergehend Beschwerden geben, Hitzewallungen, Schlafstörungen, vielleicht sogar Depressionen. Wie man mit solchen und ähnlichen Problemen fertig wird, lesen Sie in diesem Buch.

Dr. med. Marianne Koch, Werner Buchberger

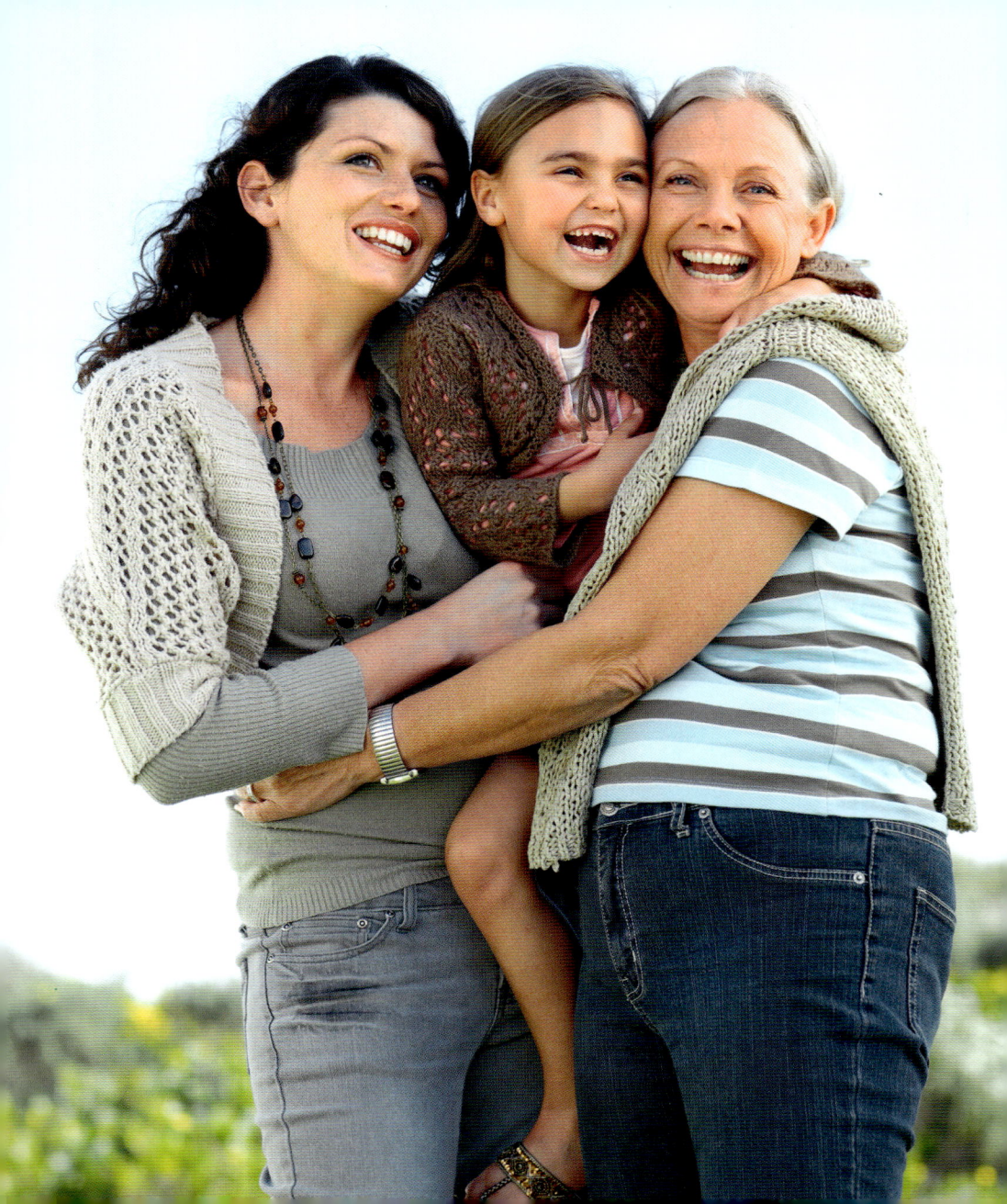

Die Wechseljahre – eine Krankheit?

*Unser Thema im Gesundheitsgespräch: Die Wechseljahre.
Wie Frauen die Hormonumstellung und ihre Folgen
souverän meistern können.*

Werner Buchberger: Das Gesundheitsgespräch gilt heute spe-
ziell den Frauen. Frau Dr. Koch, bevor wir uns in die Debatte
um Schweißausbrüche und Hormonbehandlung stürzen, sollten Sie uns erklären, was während der Wechseljahre eigentlich
im Körper einer Frau geschieht. Wie kommt es, dass manche
Frauen offensichtlich sehr darunter leiden – andere dagegen
anscheinend nicht. **Dr. Marianne Koch:** Es ist tatsächlich
merkwürdig, dass das gleiche körperliche Geschehen bei
Frauen doch sehr unterschiedliche Wirkungen zeigt.
Die Fakten sind einfach: Um das 50. Lebensjahr stellen die Eierstöcke nach und nach nicht nur die Reifung von Eizellen ein,
sondern auch die Produktion der Geschlechtshormone Östrogen
und Gestagen. Dadurch hört auch die monatliche Periode auf.
Das Organ, das dieses Geschehen bisher gesteuert hat, die
Hirnanhangdrüse, erhöht zwar die Ausschüttung von Boten-

Die Wechseljahre
setzen um das
50. Lebensjahr ein.

stoffen, die den Eierstock zur weiteren Hormonproduktion anregen sollen, doch vergeblich – ein normaler Zyklus kommt nicht mehr zustande, obwohl in der Nebenniere und in den Fettzellen auch weiterhin Östrogen erzeugt wird, allerdings in sehr geringen Mengen.

Es ist also das langsame Versiegen der Östrogenproduktion, das die körperlichen und psychischen Veränderungen auslöst? Ja, in erster Linie. Die Blutgefäße müssen sich an die neue Situation gewöhnen – die Ärzte sprechen von vorübergehender *vasomotorischer Dysbalance*, also ungleichmäßiger Eng- und Weitstellung der Arterien – und lösen dadurch diese Hitzewallungen und Schweißausbrüche aus. Haut und die Schleimhäute speichern weniger Flüssigkeit und werden dadurch etwas dünner und weniger elastisch. Vor allem die Schleimhaut der Scheide neigt zu Trockenheit. Auch die Knochendichte nimmt bei manchen Frauen stärker ab. Oft sind es aber nicht körperliche, sondern seelische Probleme, die den Frauen zu schaffen machen: Sie haben mit dem Bewusstsein zu tun: Jetzt bin ich nicht mehr jung, denn ich kann keine Kinder mehr bekommen …

… und dahinter steht die Frage: Bin ich noch eine vollwertige Frau? Stimmt. Obwohl es eine idiotische Frage ist. Schließlich definieren wir uns nicht durch unsere Gebärfähigkeit, sondern durch unsere Persönlichkeit. Für viele

Wechseljahre – kein Grund für Depressionen.

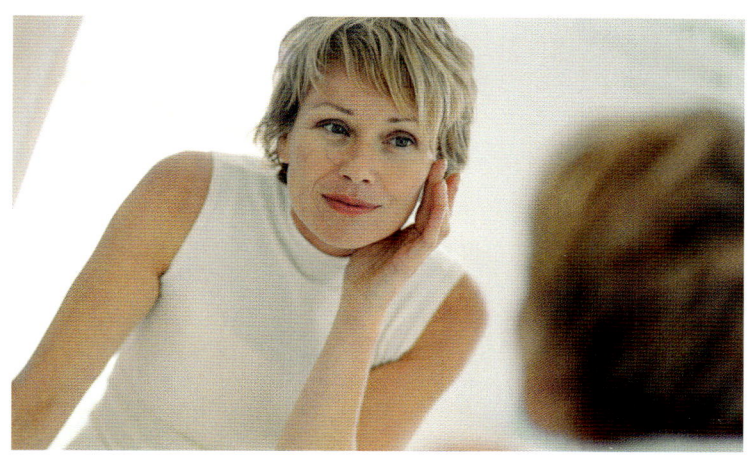

Viele Frauen beginnen in der Menopause an ihrer Attraktivität zu zweifeln.

Frauen wird die Sexualität jetzt sogar genussreicher und entspannter, weil sie nicht mehr an Verhütung denken müssen. Gleichzeitig leben wir in einer auf Jugend fixierten Gesellschaft. Als Frau muss man sich deshalb mit Vorurteilen und ganz einfach mit dem Älterwerden auseinandersetzen. Aufgrund der hormonellen Umstellung können aber auch Nervosität, Schlafprobleme und manchmal sogar Depressionen auftreten. Und das alles zusammen wird von vielen Frauen eben doch als ziemliche Belastung empfunden und ist schlecht für ihr Selbstwertgefühl.

Handelt es sich hierbei um eine Krankheit? Die Menopause ist keine Krankheit. Aber sie kann sich als ausgeprägte Befindlichkeitsstörung äußern.

Überraschenderweise ist unser erster Anrufer zum Thema ein Mann. Herr N., haben Sie Erfahrungen mit Frauen in den Wechseljahren?

☎ *Nicht mit Frauen, sondern mit einer Frau. Meiner. Ich wollte nur sagen, dass sich Frauen da wohl viel zu viele Gedanken machen. Ob sie noch attraktiv sind. Ob man sie auch jetzt noch mag. Bei uns war es ganz schlimm. Ich konnte meiner Frau nicht klar machen, dass sich für mich nichts verändert hat. Unsere Tochter hat ihr dann einmal richtig den Kopf gewaschen und gesagt, sie solle sich nicht so in die ganze Sache hineinsteigern.*

Oh Gott, auch das noch!

Jetzt sind Freunde und die Familie doppelt wichtig.

☎ *Hat aber zumindest vorübergehend gewirkt. Jedenfalls konnte sie dann manchmal wieder über sich lachen.*

Und was hat sie gegen die typischen Beschwerden getan?

☎ *Sie hat eine Frauenärztin, die sie sehr schätzt. Die hat ihr gesagt, sie würde ihr nicht gleich Hormone verschreiben. Sie solle es zunächst mit körperlicher Bewegung versuchen: zweimal in der Woche Gymnastik machen oder zum Schwimmen gehen. Außerdem soll sie sehen, wo sie Kneipp'sche Anwendungen bekommt.*

Und, hat es geholfen?

☎ *Na ja. Irgendwie schon. Aber ich glaube, genauso wichtig war, dass wir alle versucht haben, nett zu ihr zu sein und ihre Launen nicht so tragisch zu nehmen.*

Das waren doch schon hervorragende Ratschläge.

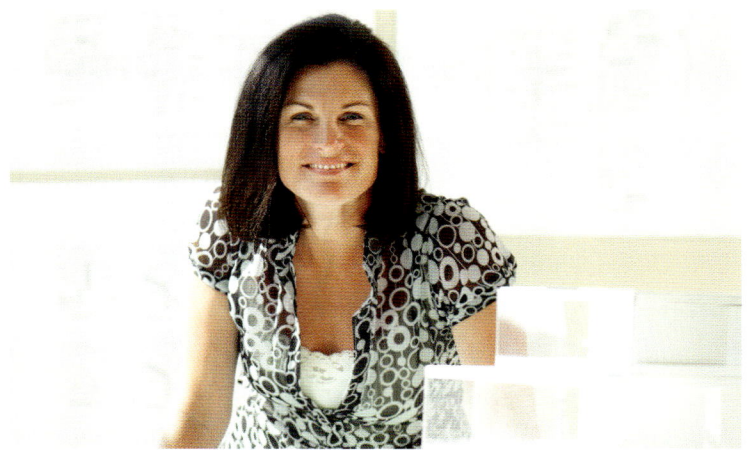 *Eine Frage hätte ich noch: Gibt es Wechseljahre eigentlich auch bei Männern?*

In gewisser Weise ja. Aber darauf kommen wir im Laufe dieses Gesprächs bestimmt später noch.

Vielen Dank, Herr N. Frau Dr. Koch, so einfach ist es wohl nicht immer. Nein. Aber eines ist schon klar geworden: Das soziale Umfeld ist in dieser Zeit besonders wichtig. Eine Frau, die erfolgreich im Beruf steht oder eine enge Beziehung zu ihrer Familie hat, tut sich bestimmt leichter mit den diversen Problemen, als eine, die mehr oder weniger alleine ist und ohnehin unter einer negativen Stimmung leidet.

Frauen, die mitten im Leben stehen, leiden seltener unter Wechseljahrsbeschwerden.

Hormonersatztherapie –
ja oder nein?

Frau Dr. Koch, Sie haben sich ja schon immer sehr skeptisch
zum Thema Frauen über 50 und Hormonersatztherapie
geäußert. Ich sehe das wie alle seriösen Hormonfachleute.
Ich will mich auch nicht grundsätzlich gegen eine Hormonersatztherapie stellen, denn es gibt sicher Fälle, bei denen die
Wechseljahre mit sehr unangenehmen Symptomen einher-
gehen. Ich stelle mir zum Beispiel eine Frau vor, die an einer
Supermarktkasse arbeitet und ständig Schweißausbrüche
bekommt. Sie braucht selbstverständlich medizinische Hilfe,
damit diese Symptome verschwinden.

**Hormone sind kein
Anti-Aging-Mittel.**

Was meine Kollegen und ich aber vehement ablehnen, ist
diese Tendenz, Hormone wie mit der Gießkanne an alle
Frauen über 50 zu verteilen und ihnen auch noch einzureden,
sie bekämen damit das Anti-Aging-Mittel schlechthin und
dürften sich fortan ewiger Jugend erfreuen.

Noch im Jahr 2000 wurden allein in Deutschland eine Mil-
liarde Tagesdosen an Frauen verschrieben! Und wenn man
bedenkt, dass bei fünf von tausend Frauen, die diese Mittel

nehmen, zusätzlich Brustkrebs auftritt, dann kann man sich ausrechnen: das sind ungefähr 25 000 Brustkrebsfälle mehr im Jahr. Eine erschreckende Zahl.

Unter dem Einfluss der Hormonersatztherapie. Ja. Vor allem unter dem Einsatz von Östrogenen plus Gestagenen. Die zusätzlichen Gestagene müssen sein, solange eine Frau noch ihre Gebärmutter hat, weil sonst die Gefahr besteht, dass sich die Schleimhaut der Gebärmutter unter der Östrogenwirkung zu stark aufbaut, was im ungünstigsten Fall zur Bildung eines Tumors führen kann.

Sie meinen ja, dass starke Beschwerden gar nicht so häufig sind. Ja. Das weiß man aus statistischen Untersuchungen. **Frau D., die uns soeben angerufen hat, scheint zu diesen selteneren Fällen zu gehören:**

☎ *Hallo Frau Dr. Koch, ich bin 46 Jahre alt und hatte die letzte Periode vor zweieinhalb Jahren. Ich bin also ziemlich früh in die Wechseljahre gekommen.*

Ja, sehr früh.

☎ *Ich habe zwei Kinder, nehme einige Medikamente, darunter waren eine Zeit lang auch Hormone. Mein Problem ist nach wie vor der Schlaf. Ich finde ganz schwer hinein. Dann schlafe ich drei, vier Stunden, danach ist Schluss. Mein Puls ist hoch, 115 Schläge in der Minute. Ich versuche vergebens, irgendwie ruhiger zu werden, aber*

Gestagen wird wie das Östrogen in den Eierstöcken gebildet

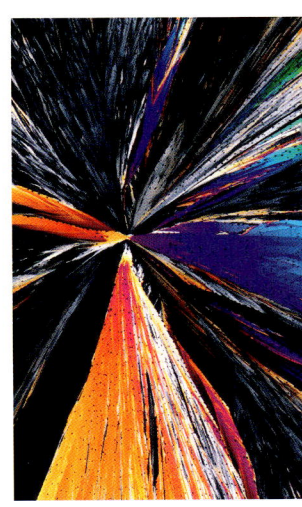

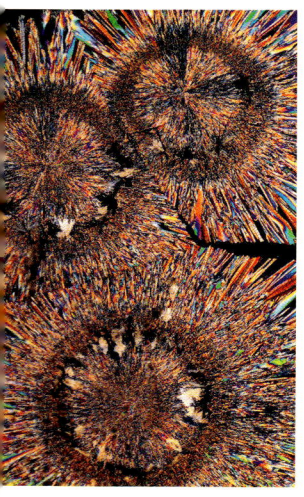

auch Lesen hilft nicht. Durch die Hormone schmerzte der Busen, als ob Milch einschießen würde. Dann habe ich die Hormone weggelassen und es mit Phyto-Soja und mit Cimicifuga versucht.

Diese Mittel enthalten pflanzliche Östrogene.

📞 *Das hilft mir aber auch nicht. Meine Hausärztin sagt, da müsse ich durch. Doch mir geht es schlecht. Ich bin mit den Nerven fertig und darunter leidet auch meine Familie.*

Moment mal. Was ich auffallend finde, ist dieser schnelle Puls. Ich könnte mir vorstellen, dass Ihre Beschwerden gar nicht in erster Linie durch die Wechseljahre ausgelöst werden, sondern durch eine Schilddrüsenüberfunktion. Dabei gibt es eben auch diese typischen Symptome wie Schwitzen, Nervosität, rascher Herzschlag und Schlafstörungen. Das müssen Sie in jedem Fall durch eine Blutabnahme bei ihrem Hausarzt abklären lassen.

Sollte dabei wider Erwarten nichts herauskommen, dann würde ich Ihnen unbedingt empfehlen, sich in ein Schlaflabor überweisen zu lassen, wo man die eigentlichen Störungen besser beurteilen kann.

Und bevor Sie dann möglicherweise wieder Hormone nehmen, müssen Sie unbedingt sicher sein, dass es in Ihrer unmittelbaren Familie keinen Brustkrebs oder Krebs der Eierstöcke gegeben hat. Es gibt auch sonst eine ganze Reihe

Wunderwelt der Hormone: Hier ein Östrogen-Molekül

von Vorsichtsmaßnahmen, die man einhalten sollte, bevor man sich zu einer Hormontherapie entschließt.

☎ *Vielen Dank, nun weiß ich, wo ich ansetzen kann. Alles Gute Frau D. – Frau Dr. Koch, sie haben mir erzählt, dass Sie eine gute Freundin verloren haben. Sie hatte jahrelang einen kleinen Knoten in der Brust, der als gutartig galt und den sie nicht ernst genommen hat.*

Den auch der Frauenarzt nicht ernst genommen hat. Ich wusste nichts davon. Es war wirklich ganz schrecklich. Als sie einige leichte Probleme mit der Menopause – also den Wechseljahren – bekam, hat ihr dieser Frauenarzt Östrogene

RAT: Was vor einer Hormontherapie zu klären ist

1. Gab oder gibt es in Ihrer Familie Frauen mit Brustkrebs oder Krebs der Eierstöcke?
2. Leiden Sie an starken Krampfadern oder hatten Sie in der Vergangenheit schon einmal eine Thrombose?
3. Hat eine Mammografie oder eine Kernspinuntersuchung einmal verdächtige Strukturen in Ihren Brüsten ergeben?
4. Sind Sie früher einmal wegen Brustkrebs behandelt worden?

Wenn Sie auch nur eine Frage mit »ja« beantworten, dürfen Sie keine Östrogene einnehmen!

Hormone können bei Krebszellen einen Wachstumsschub hervorrufen.

gegeben, ohne den Knoten vorher zu untersuchen oder entfernen zu lassen. Er ist innerhalb von wenigen Wochen deutlich gewachsen, fast könnte man sagen »explodiert«. Offenbar hatte ihr gesundes Immunsystem die versteckten bösartigen Zellen bis dahin in Schach gehalten. Sobald aber solche Zellen mit Östrogenen »gefüttert« werden, ist es aus, weil die meisten Brustkrebszellen auf Östrogene mit intensivem Wachstum reagieren. Deshalb ist es so überaus wichtig, vor einer Hormongabe ganz sicher zu sein, dass keine Gewebsvermehrung, kein Knoten, auch kein scheinbar gutartiger, vorhanden ist.

Meine Freundin ist fünf Jahre später trotz aller möglichen Behandlungsversuche gestorben.

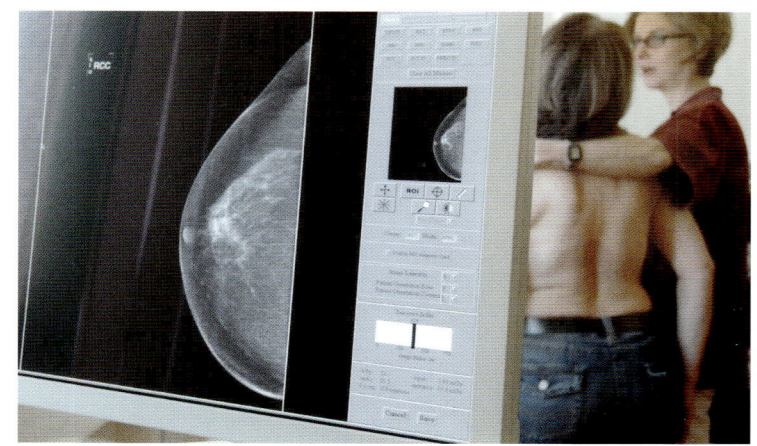

Während einer Hormonbehandlung sollten regelmäßig Mammografien gemacht werden.

Die große WHI-Studie und ihre Folgen

Frau Dr. Koch, manchmal hat man den Eindruck, als ob Frauenärztinnen und -ärzte die Hormonersatztherapie doch anders sehen. Sonst würden sie ja nicht noch immer an den Ergebnissen dieser großen WHI-Studie von 2002 herumdiskutieren. Die WHI-Studie – die *Women's Health Initiative*, zu Deutsch Frauen-Gesundheits-Initiative – wurde in den USA mit 16 000 Frauen durchgeführt. Zum ersten Mal wurde eine große Zahl von Frauen, die Östrogene einnahmen, über mehrere Jahre auf Wirkungen und Nebenwirkungen kontrolliert. Das Ergebnis schlug dann wie eine Bombe ein. Vor allem, weil man vorher an der Sicherheit der Hormoneinnahme nicht gezweifelt hatte und glaubte, dass dadurch auch Herz und Kreislauf positiv beeinflusst würden. Jetzt stellte sich heraus: Thrombosen hatten deutlich zugenommen, desgleichen Schlaganfälle, Herzinfarkte sowie Gallensteine. Vor allem aber war das Risiko, an Brustkrebs zu erkranken, angestiegen. Konnte man vorher davon ausgehen, dass etwa jede 15. Frau ein Karzinom entwickeln würde, so musste von

Der Zusammenhang von Hormonpräparaten und Krebs ist erwiesen!

den Frauen, die Östrogene länger als fünf Jahre einnahmen – egal ob allein oder in Kombination mit Gestagenen – jede zehnte mit Brustkrebs rechnen.

Diese Erkenntnisse wurden dann von einer englischen Studie bestätigt, der *Million Women Study*, an der über eine Million Frauen teilgenommen haben. Diese beiden wissenschaftlichen Studien waren wohl dafür verantwortlich, dass die Zahl der Frauen, die Hormone in den Wechseljahren einnehmen, inzwischen deutlich gesunken ist.

Trotzdem ist die Diskussion immer noch in vollem Gang. Ich habe einen Zeitungsartikel mitgebracht, der überschrieben ist mit »Hormone rehabilitiert?« Ich zitiere: »Hormontherapien gegen die Symptome der Wechseljahre sind, einer aktuellen Auswertung von Daten zufolge, zumindest für jüngere Frauen doch nicht so gefährlich, wie bisher angenommen.« Das ist eine Meldung, die jeglicher wissenschaftlichen Grundlage entbehrt. Das stimmt einfach nicht. Stammt aus einer entsprechenden Fachzeitung. Dann lassen Sie mich aus der *Süddeutschen Zeitung* zitieren: »Der Berufsverband der Frauenärzte suchte von Anfang an, als diese WHI-Studie herauskam, die Nähe von Hormonherstellern.

Inzwischen verschreiben Ärzte weniger Hormonpräparate.

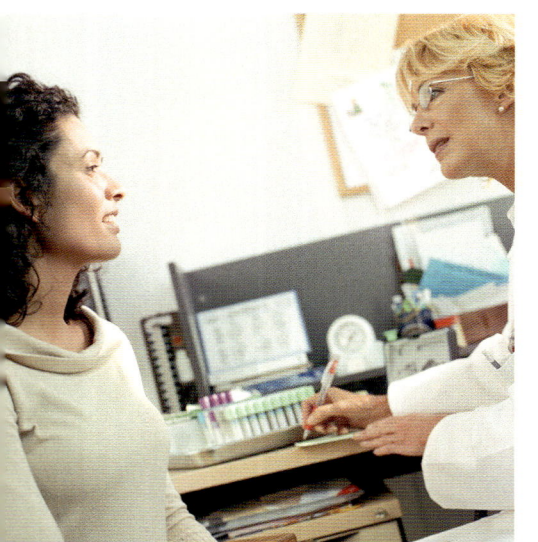

Er ließ sich von der Pharmafirma S. helfen, eine Kritik an der WHI-Studie zu formulieren.« Das heißt, es gibt bei uns eine unheilige Verbindung zwischen einigen – einigen! – Verbänden von Frauenärzten und den Hormonherstellern.

Sie sagen, die Zahl der neuen Brustkrebsfälle ist seit 2003 deutlich zurückgegangen, also nach dem Bekanntwerden der hohen Risiken durch die großen Studien. Ja. Die Zahl der Östrogenverschreibungen hat inzwischen um etwa 40 bis 60 Prozent – je nach Bundesland – abgenommen. Und die Zahl der neuen Brustkrebsfälle um über 19 Prozent bei den 50- bis 69-Jährigen! Diese Zahlen sind ein zusätzlicher Beweis für den Zusammenhang von Hormonen und Brustkrebs.

So lautet denn auch die Empfehlung der amerikanischen wie der deutschen Gesundheitsbehörden: Frauen sollten Hormone allenfalls zur Behandlung starker klimakterischer (das heißt Wechseljahrs-) Beschwerden und dann in niedriger Dosierung und so kurz wie möglich einnehmen[1].

Nach einem halben bis ganzen Jahr kann man versuchen, die Hormone »auszuschleichen«, das heißt, langsam abzusetzen. Es ist tatsächlich eine Gratwanderung zwischen starken Beschwerden, die vorübergehend durchaus mit Hormonen behandelt werden können und den Gefahren, die von einer jahrelangen Hormonbehandlung ausgehen können.

Weniger Hormonverschreibungen – weniger Brustkrebs!

[1] Zitiert aus: Deutsches Ärzteblatt, Jg. 105, Heft 6, 8. Februar 2008

Ich nehme Hormone.
Soll ich sie lieber absetzen?

Ich würde gerne Frau F. in unser Gespräch einbeziehen. Sie nimmt seit 20 Jahren Hormone. Und fühlt sich prima dabei.

☎ *Ich weiß, Frau Dr. Koch, dass Sie gegen Hormone sind.*
Ich habe gerade versucht, das Problem ein wenig differenzierter darzustellen. Ich bin nicht grundsätzlich dagegen. Aber ich bin gegen die Einnahme von Hormonen über längere Zeit und als angebliches Schönheits- und Verjüngungsmittel, als das sie eben auch angepriesen werden. Was leider nicht stimmt.

Hormone sind keinesfalls Schönheitsmittel!

☎ *Deshalb habe ich sie bestimmt nicht genommen. Damals war ich 55 Jahre alt und hatte starke Hitzewallungen. Und das täglich so acht bis zehn Mal, auch in der Nacht. Ich habe dann zuerst das Pflaster bekommen, was ich gut vertragen habe – es ging mir sofort wunderbar. Später hat mir ein anderer Gynäkologe Gynokadin® verschrieben, das ist eine Salbe. Tabletten habe ich nie genommen.*
Es ist ganz gleich, ob die Östrogene über ein Pflaster oder ein Gel verabreicht werden. Es kommt genauso in den Körper hinein, als wenn man die Hormone in Tablettenform zu sich

nimmt. Nur dass die sogenannte Leberpassage fehlt.
Hat Ihr Frauenarzt nie gesagt: Liebe Frau F., langsam könnten wir diese Hormonmengen etwas herunterfahren …

☎ *Hat er nicht gesagt. Im Gegenteil. Als ich wegen der ganzen Zeitungsberichte verunsichert war, meinte er, ich solle mich nicht durcheinanderbringen lassen. Man gibt dem Körper eben, was er nicht mehr selbst herstellen kann.*

Das hat man lange Zeit gedacht. Inzwischen weiß die ganze Welt, dass es nicht so einfach ist. Sie haben keine Thrombose bekommen, keinen Herzinfarkt, keinen Schlaganfall. Sie haben Glück gehabt. Andere haben das bitter bereut. Ich will Sie nicht überreden, das Gel wegzulassen. Aber Sie könnten es doch einmal ausprobieren. Immer etwas weniger nehmen.

☎ *Das habe ich ausprobiert. Als mein Arzt im Urlaub war und ich keine Salbe mehr hatte. Da habe ich wieder so starke Hitzewallungen bekommen.*

Das ist doch interessant. Sie sehen, dass Sie die Wechseljahre nicht etwa besiegt, sondern um 20 Jahre verschoben haben. Der Fehler war sicher, dass Sie das Mittel zu schnell, von einem Tag auf den anderen weggelassen haben. Dadurch kam es zu einer Art von Entzug. Versuchen Sie es doch noch einmal auf die langsame Weise!

Hormone langsam absetzen: das verhindert Entzugserscheinungen.

☎ *Ich nehme das Gel jetzt nur noch einmal in der Woche statt jeden Tag. Und vielleicht reduziere ich es noch mehr.*

Dann sind Sie ja bereits auf einem guten Weg. Noch eine Frage: Sind Sie regelmäßig zur Mammografie und zur gynäkologischen Untersuchung gegangen?

📞 *Ja, diese Untersuchungen habe ich jedes Jahr gemacht.*

Die gynäkologische Untersuchung beim Frauenarzt sollte unter Hormontherapie sogar alle sechs Monate stattfinden, die Mammografie einmal im Jahr.

Hier ist noch eine Dame, Frau L., die längere Zeit Hormonpflaster genommen hat.

📞 *Ja. 15 Jahre lang. Ich hatte eine Unterleibsoperation – die Gebärmutter entfernt, als ich 32 Jahre alt war.*

Nützen Sie die Krebsfrüherkennung durch eine jährliche Mammografie.

Sind denn auch die Eierstöcke herausgenommen worden?

📞 *Nein, meine Eierstöcke habe ich noch.*

Und warum mussten Sie dann Hormone nehmen? Denn die Gebärmutter stellt nicht ein einziges Hormon her, es sei denn in der Schwangerschaft.

📞 *Ich habe mich jahrelang gewehrt. Aber mein Frauenarzt bestand darauf. Ich sei blond, ich sei schlank, später würde ich Probleme kriegen.*

Weil Sie blond sind? Was für Probleme denn?

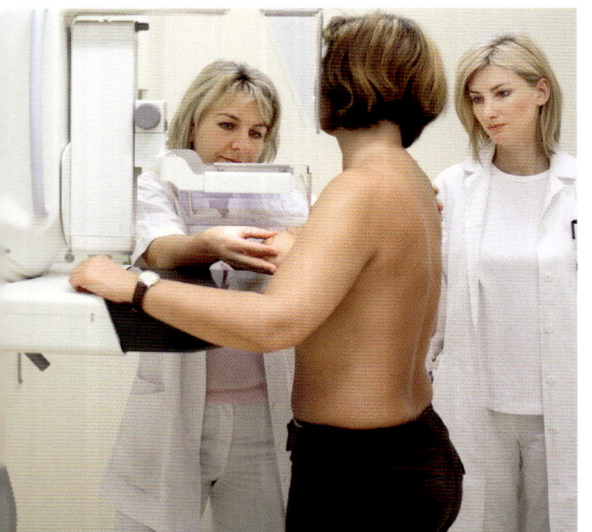

📞 *»Nehmen Sie es«, hat er gesagt. Es wäre gut für die Knochen und das Herz.*

Es tut mir sehr leid, aber das war eine sinnlose Maßnahme. Ihre Eierstöcke waren doch vorhanden und haben im Zyklus Östrogene und Gestagene produziert, auch wenn Sie nach der Entfernung der Gebärmutter keine Periode mehr bekommen haben. Und wenn man sich normal ernährt und bewegt, hat man normalerweise kein erhöhtes Risiko, Osteoporose zu bekommen. Diese Gefahr wird erst größer, wenn man in die Wechseljahre kommt, also wenn die Eierstöcke eben keine Hormone mehr produzieren. Und sicher nicht, weil man blonde Haare hat. Aber darauf kommen wir noch.

> Mündige Patientinnen dürfen ihren Ärzten auch einmal widersprechen.

📞 *Ich habe das ja inzwischen kapiert und die Hormone seit fünf Jahren weggelassen. Inzwischen bin ich 53 und in den Wechseljahren und wahrscheinlich bräuchte ich sie jetzt. Aber ich traue mich nicht mehr, auch weil es in meiner Familie Brustkrebs gibt. Doch Schwitzen und Depressionen machen mir zu schaffen. Meine Frauenärztin will mir jetzt Liviella® geben. Sie sagt, das sei kein Hormon.*

Die Herstellerfirma hat das lange behauptet. Aber das ist eine Lüge. Liviella® mit dem Wirkstoff Tibolon ist eine Substanz, die ähnliche Wirkungen wie Östrogen hat. Es ist zum Beispiel in den USA nicht zugelassen und wird nach internationalen Kriterien eindeutig als Hormon eingestuft. Untersuchungen haben ergeben, dass es zu einer Erhöhung der Krebsrisikos führt. Also – das können Sie vergessen! Haben Sie Mut! Treten Sie als mündige Patientin auf und sagen Sie der guten Frau, sie möge sich bitte besser informieren!

Irgendwie ist es traurig, dass man sich als Patient auf diese Weise sachkundig machen muss, um sich gegenüber dem Arzt durchzusetzen. Es ist tatsächlich schlimm. Wenn in Ihrer engeren Familie, also Mutter, Tante, Schwester Brustkrebsfälle vorgekommen sind, dann sollten Sie, das wissen Sie ja offensichtlich, überhaupt keine Hormone einnehmen. Allgemein gesagt – aber das gilt eben nicht für Sie – könnte eine Frau, die keine Gebärmutter mehr hat, reine Östrogene einnehmen, also ohne das Gestagen. Damit hätte sie eine etwas geringere Gefährdung in Bezug auf Brustkrebs. Aber das Risiko ist dennoch vorhanden.

☎ *Gibt es denn sonst keine Medikamente gegen diese Hitzewallungen und diese Stimmungstiefs?*

Doch. Man hat nachgewiesen, dass geringe Dosen von antidepressiv wirkenden Psychopharmaka mit Substanzen wie *Venlafaxin* oder *Fluoxetin* gerade das Schwitzen und die Stimmungsschwankungen ganz gut beeinflussen können. Aber es kann dabei wie immer auch Nebenwirkungen geben – trockener Mund, Übelkeit und andere. Für diese Behandlung müssten Sie sich mit Ihrem Hausarzt beraten.

Es gibt durchaus Alternativen zu Hormonpräparaten.

Wechseljahrsbeschwerden – wie natürliche Mittel helfen

Frau Dr. Koch, ich denke, wir sollten jetzt einmal darüber sprechen, welche ungefährlichen, natürlichen Mittel es gibt, um Frauen in dieser Zeit zu helfen. Wir haben ja bereits Kneipp-Anwendungen, Sport und überhaupt körperliche Aktivität erwähnt. Was ist mit den pflanzlichen Präparaten? Lassen Sie uns noch einen Moment über die Wirkung von körperlicher Aktivität reden.

Wissenschaftler meinen, Frauen in den Wechseljahren brauchen keine Hormonpräparate, wenn sie regelmäßig trainieren. Sport wirkt sich nämlich positiv auf Herz und Kreislauf aus – und damit auch auf die Hitzewallungen –, wie auch auf die Erhaltung der Knochenfestigkeit. Außerdem lindert er sehr effektiv psychische Befindlichkeitsstörungen. Das ist durchaus verständlich, denn durch das Training werden im Gehirn vermehrt Botenstoffe ausgeschüttet: Serotonin, das »Glückshormon«, das Depressionen vertreibt, Endorphine und Cannabinoide, also Morphium- und Haschisch-ähnliche Substanzen, die euphorisch

Aktivität – gut für Körper und Seele.

machen und Dopamin, das die Hirnleistung und das Gedächtnis unterstützt.

Vermehrte körperliche Aktivität wäre auch für Männer in diesem Alter gut … In der Tat. Aber besonders Frauen geraten in Gefahr, in der Mitte des Lebens bequem zu werden, wenn die Kinder aus dem Haus sind und das Leben in einem ruhigeren Fahrwasser läuft. Das ist nach Ansicht der Altersforscher eine unerwünschte Tendenz. Denn um auf natürliche Weise jung zu bleiben – und das wollen wir ja alle – ist es absolut wichtig, Muskulatur, Blutgefäße, Gelenke, Knochen und selbstverständlich auch die grauen Zellen zu trainieren. Wir haben laut Statistik vom Beginn der Menopause an noch eine Lebenserwartung von ungefähr 30 Jahren. Für eine gute Lebensqualität in dieser Zeit – also Energie, Freude am Dasein, Gesundheit – kann man nichts Besseres tun, als sich hochwertig zu ernähren und sich körperlich und geistig fit zu halten.

Übrigens: Alle diese Fitness-Programme machen mehr Spaß und sind auch leichter durchzuhalten, wenn man in einer Gruppe ist, das heißt, wenn man Freundinnen zum Mitmachen animiert.

Kneipp'sche Anwendungen sind ein ideales Mittel gegen Hitzewallungen.

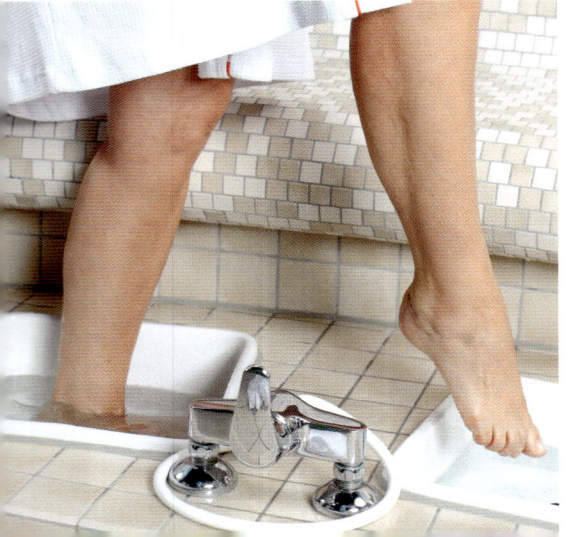

WISSEN: Fitness statt Depression

In einer Studie der Erlanger Universität hat man eine größere Zahl von 45- bis 55-jährigen Frauen, die relativ früh in die Wechseljahre gekommen waren, in ein auf vier Jahre ausgelegtes Fitness-Programm aufgenommen: Sie haben sich dreimal wöchentlich zum Training getroffen und sollten noch eine weitere Trainingseinheit zu Hause absolvieren. Eine entsprechende Kontrollgruppe musste nichts dergleichen tun. Alle Frauen nahmen Kalzium und Vitamin D.

Die Ergebnisse waren bemerkenswert: Die trainierten Damen hatten eine weitaus bessere Knochendichte, bessere Cholesterinwerte, blieben schlanker und litten seltener an Beschwerden der Wechseljahre, also an Schlafstörungen, Hitzewallungen und Stimmungsschwankungen, als ihre untrainierten Kolleginnen.

Kommen wir zu den anderen Behandlungsmöglichkeiten. Frau M. hat einige gute Erfahrungen anzubieten.

☎ *Ich habe meine Ernährung völlig umgestellt und bin dadurch ganz locker durch die Wechseljahre gekommen.*

Was haben Sie denn anders gemacht?

☎ *Ich komme aus einer Handwerkerfamilie. Da hat es ganz selbstverständlich ziemlich deftige Kost gegeben. Viel*

Fleisch und so. Das hat man mir dann leider auch angesehen, als ich älter wurde.

Sie meinen, Sie sind um einiges rundlicher geworden?

☎ *Um einiges? Ich war ganz schön dick. Meinem Mann und meiner Familie hat das nichts ausgemacht, aber ich war irgendwie unzufrieden. Als ich in die Wechseljahre kam, habe ich geschwitzt – das können Sie sich nicht vorstellen. Geschnauft und geschwitzt. Dann habe ich in einer Apothekenzeitung gelesen, dass man mit vegetarischer Kost weniger Beschwerden hat, wegen der pflanzlichen Hormone und so. Das habe ich dann angefangen, keine Wurst und kein Schweineschnitzel mehr – und komischerweise hat es geholfen. Geturnt habe ich auch. Und dann waren auf einmal zehn Kilo weg. Bis heute sind es sogar 16 Kilogramm.*

Statt Fleisch mehr vegetarische Kost – probieren Sie's aus!

Sie haben sonst keine Medikamente gebraucht?

☎ *Gar nichts. Das wollte ich nur erzählen. Mein Hausarzt hat mich gelobt und gesagt, ich sei in Gefahr gewesen, zuckerkrank zu werden. Aber jetzt ist alles in Ordnung, auch mein Blutdruck ist im grünen Bereich.*

Ich gratuliere Ihnen. Sie haben bewiesen, dass man dem Wechsel auch mit natürlichen Methoden begegnen kann.

Ja, toll. – Frau Dr. Koch, pflanzliche Hormone – inwieweit kann man damit Menopause-Beschwerden lindern? Oder sind sie womöglich auch gefährlich? Darüber gibt es keine einheitlichen Erkenntnisse. Diese Substanzen – die Ärzte sagen *Phytoöstrogene* – kommen in bestimmten Pflanzenstoffen vor, so etwa in den *Lignanen* und den *Isoflavonen*, und werden in relativ größeren Mengen zum Beispiel in Sojapflanzen oder Rotklee gefunden. Phytoöstrogene sind auch in der Wurzel der Traubensilberkerze (*Cimicifuga*) enthalten. Diese pflanzlichen Mittel haben ohne Zweifel eine gewisse hormonelle Wirkung. Oft reicht sie bereits aus, um Wechseljahresbeschwerden erfolgreich zu behandeln. Es gibt allerdings auch Frauen, bei denen diese pflanzlichen Substanzen keine Wirkung zeigen. Man muss bei ihrer Anwendung

Was ist dran an pflanzlichen Hormonen?

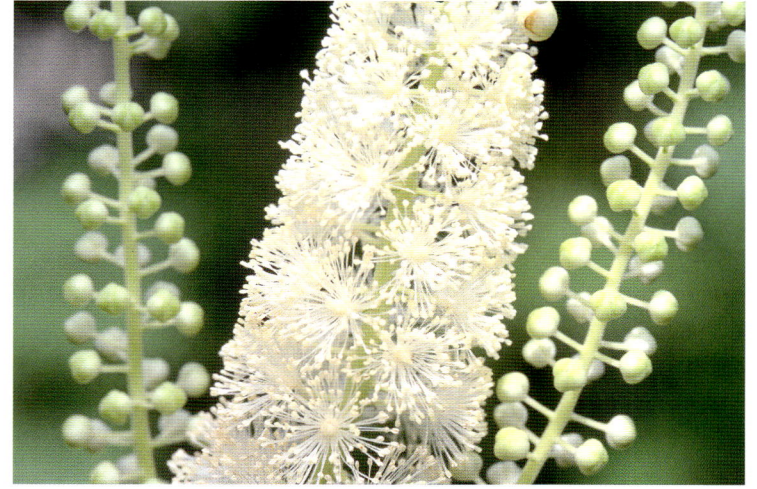

Die Traubensilberkerze enthält Substanzen mit östrogenartiger Wirkung.

jedoch die gleiche Vorsicht walten lassen, wie bei den üblichen Östrogenen: Man sollte sie nicht einnehmen, wenn Brust- oder Eierstockkrebs in der Familie vorgekommen ist, oder wenn eine Frau vorher an Brustkrebs erkrankt war, auch wenn sie als geheilt gilt. Und keine Einnahme, wenn das Risiko einer Thrombose besteht.

Wir haben so oft im »Gesundheitsgespräch« über die Selbstheilungskräfte geredet. Könnte eine Frau also ihre Beschwerden von selbst überwinden – genauer gesagt, durch ihre innere Einstellung? Sie spielen auf die Untersuchungen an, die mit dem Placebo-Effekt gearbeitet haben. Das ist sehr interessant. In einer dieser Studien bekam die Hälfte der Frauen Hormone in Form von Tabletten, Gel oder Pflaster in relativ niedriger Dosierung, aber so, dass sie keine Beschwerden mehr hatten. Den Frauen in der Vergleichsguppe hat man ein entsprechendes Placebo – also ein Scheinpräparat – gegeben. Und siehe da: Bei über 50 Prozent der Frauen, die nur Scheinpräparate bekamen, haben sich die Beschwerden schlagartig gebessert. Das Ergebnis beweist, dass es auf die eigene Erwartung ankommt und auf die Einstellung, die eine Frau hinsichtlich der Wechseljahre hat. Und auf die soziale Situation, in der die betroffene Frau lebt – ob ihr familäres Umfeld ihr Geborgenheit gibt, sie einen interessanten Job hat und vieles mehr.

Positv denken – Sie sind schließlich nach wie vor eine tolle Frau.

Osteoporose
kann man verhindern!

Im Zusammenhang mit den Wechseljahren wird immer wieder auf ein bestimmtes Thema hingewiesen: Osteoporose. Frau W., Sie rufen wegen dieser Krankheit an. Leiden Sie unter Knochenschwund?

☎ *Ich nicht, vielmehr noch nicht. Aber meine Mutter hat sehr darunter gelitten und ist nach einem Bruch des Oberschenkels pflegebedürftig geworden. Dieses Schicksal will ich mir, wenn möglich, ersparen.*

Frau W., bitte veraten sie uns, wie alt Sie heute sind.

☎ *Ich bin jetzt 54 Jahre – und seit drei Jahren in den Wechseljahren. Mein Arzt will mir wegen meiner Knochen Östrogene geben, aber ich würde lieber ohne Hormone auskommen. Gibt es da keine andere Möglichkeit?*

Zunächst einmal: Ist denn bei Ihnen die Knochendichte in den letzten drei Jahren gemessen worden?

☎ *Nein, noch nicht, denn das zahlt die Kasse nicht.*

Leider ist das so. Ich empfinde das als Skandal. Diese Untersuchung wird derzeit erst dann von den Kassen übernommen,

Kalziumhaltige Nahrungsmittel und Bewegung verhindern Osteoporose.

wenn bereits ein Knochen gebrochen ist. Statt dass man alles versucht, um einer solchen Katastrophe zuvorzukommen. Nun ist es keineswegs sicher, dass Sie die Veranlagung zu Osteoporose von Ihrer Mutter geerbt haben. Aber es wäre sehr sinnvoll, wenn Sie dies so bald wie möglich feststellen ließen. Es gibt eine Standard-Untersuchung zur Messung der Knochendichte, die jedes gute Röntgeninstitut durchführt, die sogenannte DXA-Methode. Sie kommt mit einer ganz geringen Strahlendosis aus und kostet nicht viel, ungefähr 40 Euro. Alle anderen angebotenen Messungen, zum Beispiel an Ferse oder Unterarm, bringen keine verwertbaren Resultate.

📞 *Ich soll mich auf eigene Kosten untersuchen lassen?*
Ja, unbedingt. Die Messung muss unbedingt an der Lendenwirbelsäule vorgenommen werden. Sie haben dann einen

rechts: ein gesunder Knochen links: Knochenschwund

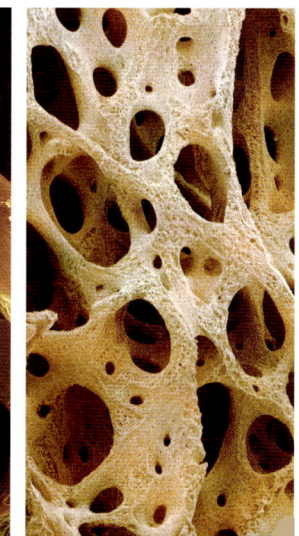

zuverlässigen Ausgangswert für Ihre derzeitige Knochendichte. Wenn die Werte jetzt im Normbereich sind, sollte die nächste Untersuchung in zwei Jahren stattfinden. Dann kann man genau sagen, ob bei Ihnen ein besonders rascher Knochenabbau stattfindet, oder ob alles weiterhin unauffällig ist. In der Zwischenzeit können Sie viel tun, um die Gesundheit Ihrer Knochen zu erhalten.

WISSEN: Kalziumgehalt einiger Nahrungsmittel*

*pro 100 Gramm

Milch- und Milchprodukte		Gemüse und Obst	
■ Parmesan	1300 mg	■ Grünkohl	210 mg
■ Emmentaler	1020 mg	■ Johannisbeeren	200 mg
■ Edamer	800 mg	■ Küchenkräuter	200 mg
■ Butterkäse	700 mg	■ Fenchel	110 mg
■ Vollmilch/Fettarme Milch	120 mg	■ Brokkoli	105 mg
■ Joghurt	115 mg	■ Grüne Bohnen	70 mg
■ Buttermilch	110 mg	■ Orange, Kiwi je	40 mg

 Was kann ich da konkret tun?

Zwei Dinge sind wichtig: erstens die richtige Ernährung und zweitens genügend körperliche Bewegung.

Richtige Ernährung heißt, dass Sie mindestens 1000 bis 1500 Milligramm Kalzium täglich zu sich nehmen. Das erreichen Sie durch eine ausreichende Menge an Milchprodukten – 100 Gramm Hartkäse enthalten bereits 1000 Milligramm Kalzium –, Gemüse und Vollkorngetreide.

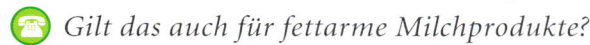 *Gilt das auch für fettarme Milchprodukte?*

Ja. Der Gehalt an Kalzium ist bei fettarmen Milchprodukten der gleiche wie bei Vollmilchprodukten.

Sollten Sie mit Ihrer Ernährung nicht auf diese Menge kommen, dann empfehle ich Ihnen, zusätzlich Kalzium-Tabletten mit Vitamin D aus der Apotheke einzunehmen – eines der wenigen sinnvollen Nahrungsergänzungsmittel.

Schlecht für die Knochen ist natürlich das Rauchen – das ist für alles schlecht –, Alkohol in größeren Mengen, Cola und Limonaden, sowie zu viel Kaffee.

Tanzen hält die Knochen und Gehirnzellen jung.

Die zweite wichtige Komponente zum Erhalt Ihrer Knochen ist regelmäßige körperliche Aktivität. Vor allem Bewegungsarten, die einen gewissen Druck auf die Wirbelsäule und Beine ausüben sind geeignet, also etwa Wandern, Nordic Walking, Gymnastik und Volleyball. Aber auch Schwimmen und Radfahren werden empfohlen, weil sie die Muskeln kräftigen.

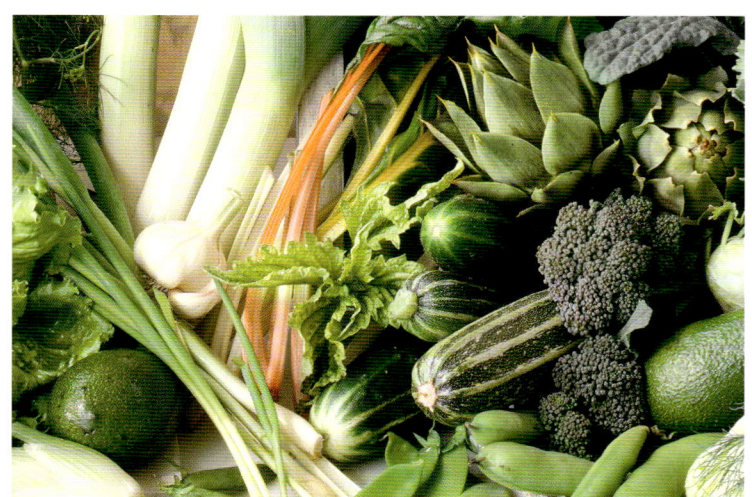

Achten Sie darauf, ausreichend Kalzium über die Nahrung zu sich zu nehmen.

WISSEN: Knochen sind empfindliche Gebilde

Die über 200 Knochen in unserem Körper machen nur 14 Prozent unseres Gewichts aus, das heißt, sie sind in Leichtbauweise konstruiert: außen eine kompakte Schicht, innen ein Gewölbe aus zarten Streben, die aber so angeordnet sind, dass sie in einem idealen Winkel zur Last stehen, die sie tragen müssen. Knochen sind eine ständige Baustelle. Überall werden alte Zellen abgebaut, durch neue ersetzt und diese dann wieder mit Kalzium gehärtet. Wenn man älter wird, ist das Gleichgewicht des Auf- und Abbaus oft gestört, die Außenschicht wird dünner, die Bälkchen werden weniger. Dann ist sie da, die gefürchtete Osteoporose. Und mit ihr die Gefahr, dass die Knochen leichter brechen. Dieser Gefahr gilt es rechtzeitig vorzubeugen.

 Was ist mit Tanzen?

Tanzen ist ideal! Sie stärken dabei nicht nur Ihre Knochen, sondern bringen auch Ihren Geist in Schwung!

Was würden Sie Frau W. raten, wenn sich bei der Untersuchung herausstellt, dass ihre Knochendichte bereits über die altersmäßige Norm abgenommen hat?

Die Fachärzte für Knochengesundheit, die *Osteologen*, verordnen in diesem Fall bestimmte Medikamente, die den

Knochenabbau hemmen, beziehungsweise die Struktur der Knochen wieder festigen. Sie heißen *Bisphosphonate*, werden einmal pro Woche eingenommen und im Allgemeinen gut vertragen. Es gibt auch solche, die man dem Patienten nur einmal im Jahr als kurze Infusion geben kann. Es geht darum, die gefährlichen und schmerzhaften Brüche in der Wirbelsäule und, wie bei Ihrer Mutter, des Oberschenkelknochens zu verhindern. In schweren Fällen geben die Fachärzte auch Hormone, dann aber meist solche, die nicht im Verdacht stehen, Brustkrebs zu verursachen, wie etwa *Raloxifen*.

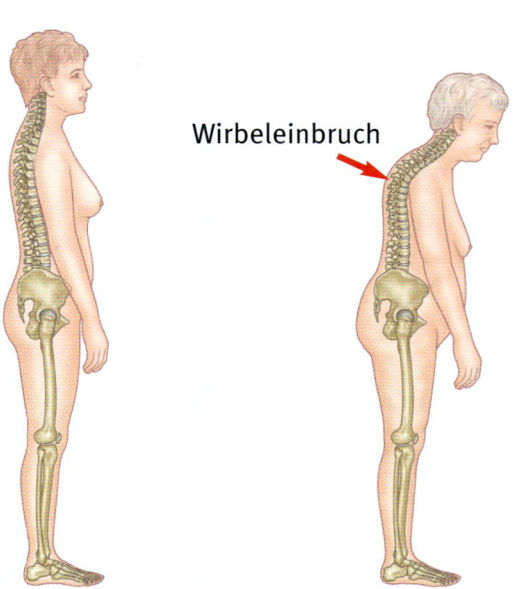

Wirbeleinbruch

Rundrücken durch Osteoporose der Wirbelsäule.

Spaß am Sex –
auch nach der Menopause

Unsere nächste Anruferin hat eine Frage, möchte aber anonym bleiben. Diese Bitte respektieren wir selbstverständlich gerne. Worum geht es bei Ihnen?

☎ *Frau Dr. Koch, ich weiß nicht, ob ich mich mit einer solchen Frage an Sie wenden darf. Es geht bei mir um ein, na ja, um ein Sexproblem.*

Keine Angst. Vielleicht kann ich Ihnen einen Rat geben.

☎ *Ich bin jetzt fast 60 Jahre alt. Und man könnte denken, in dem Alter wird man langsam vernünftig. Aber mein Mann und ich … also: Wir haben uns im Bett immer gut verstanden und das ist auch heute noch so. Aber ich habe jetzt zunehmend Probleme. Mir tut immer alles weh dabei. Und mein Mann ist zwar rücksichtsvoll, und ich will auch nicht »Nein« sagen, aber …*

Ich habe Sie gut verstanden. Eine der häufigen Folgen der Wechseljahre ist die Trockenheit der Scheide. Dadurch ist sie auch weniger elastisch, und dann macht die Sache keinen Spaß mehr. Kann das die Ursache Ihrer Beschwerden sein?

So können Sie Ihre Sexualität weiterhin genießen!

☎ *Ja, doch. Ich glaube, das ist es. Es ist alles immer irgendwie fürchterlich trocken.*

Haben Sie einen Frauenarzt, den Sie regelmäßig aufsuchen?

☎ *Eine Ärztin. Aber ich gehe so ungern zu ihr, weil die Untersuchung auch zunehmend unangenehm ist und weil sie mir immer diese Hormontabletten geben möchte.*

Ihr Problem ist leicht zu behandeln. Es gibt zum einen Gleitcremes, die man in die Scheide einführt und die alles geschmeidiger machen. Noch mehr aber würde ich Ihnen zu Vaginalzäpfchen – »Vagina« heißt Scheide – raten, und zwar zu solchen, die einen Östrogenanteil haben. Das Östrogen hilft der Schleimhaut Ihrer Scheide, wieder feucht und elastisch zu werden. Doch keine Sorge. Der Östrogenanteil ist so gering, dass er keine Wirkung auf den Rest des Körpers hat.

Wenn in diesem Bereich alles wieder besser durchblutet wird, sodass die Schleimhaut wieder dicker und praller ist, ist es auch weniger wahrscheinlich, dass Sie Probleme mit der Blase bekommen.

Längst ist Sex im Alter kein Tabu mehr.

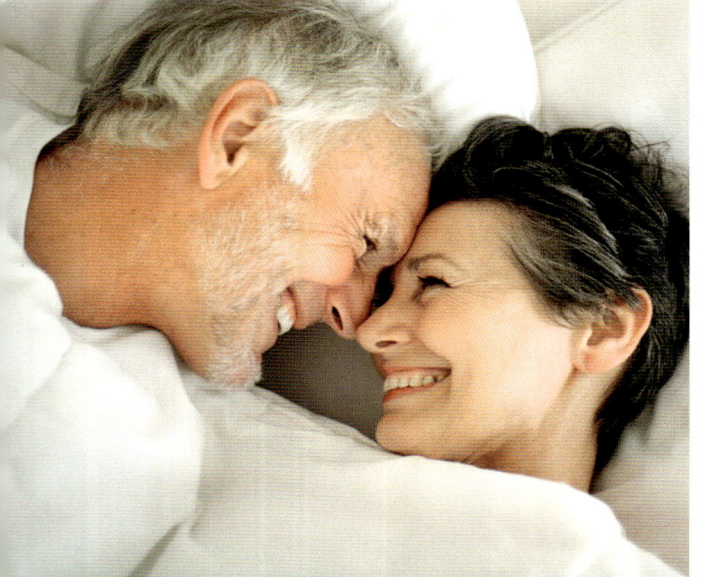

Sie meinen eine leichte Inkontinenz, also Harnverlust beim Niesen und Husten, die eine Reihe älterer Damen quält.

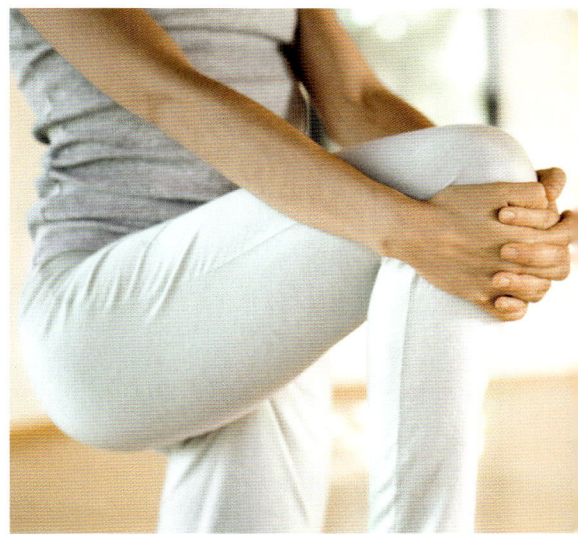

📞 *Das kommt bei mir tatsächlich auch gelegentlich vor. Wird das dann auch besser?*

Das kann durchaus sein. Sie sollten aber vielleicht zusätzlich lernen, wie Sie selbst den Beckenboden trainieren können. Ich schlage vor, Sie sprechen mit Ihrer Ärztin, ganz offen und freundlich, lassen sich die Scheidenzäpfchen verschreiben und gleichzeitig ein Rezept für Beckenbodengymnastik bei einer dafür ausgebildeten Physiotherapeutin geben. Nach kurzem Training beherrschen Sie die Technik und können die Übungen überall durchführen, in der U-Bahn, zu Hause, ganz egal wo. Denn man muss es konsequent machen, damit die Muskelplatte, die die Harnblase trägt, wieder fester wird.

Pilates ist ein ideales Beckenbodentraining, und auch für ältere Menschen geeignet.

Frau Dr. Koch, es gibt doch gute neue Operationsverfahren, die bei Inkontinenz sehr wirksam sind. Sie haben recht. Aber das kommt nur bei schweren Fällen in Frage. Ich denke, unsere Gesprächspartnerin schafft das auch ohne Operation.

Das ADAM-Syndrom – die männlichen Wechseljahre

Frau Dr. Koch, wir schulden unserem ersten Anrufer noch eine Antwort: Kommen eigentlich auch Männer in die Wechseljahre? Frauen um die 50 wird mit dem Ausbleiben ihrer Periode deutlich signalisiert, dass ihr Körper bestimmte Hormone nicht mehr ausreichend herstellt und die Zeit der Fruchtbarkeit zu Ende ist – wenn auch keineswegs die der Sexualität. Was, glauben Sie, spürt der Mann in diesem Alter? Nichts? Richtig. Gar nichts. Jedenfalls in den meisten Fällen. Im Gegenteil. Oft erlebt er gerade in dieser Zeit ein erneutes Aufflammen alter oder neuer Leidenschaften und genießt die Gewissheit, noch immer ein toller Typ zu sein.

Nehmen aber nicht auch die männlichen Geschlechtshormone in dieser Zeit ab, also die Androgene, zu denen das Testosteron gehört? Ja. Aber diese hormonelle Veränderung verläuft beim Mann meist deutlich langsamer als bei der Frau und auf individuell unterschiedliche Weise. So unterschiedlich, dass ein Teil der Männer bis ins hohe Alter viril, fruchtbar und lebenslustig bleibt, während andere Männer irgendwann unter dem sogenannten ADAM-Syndrom leiden – ADAM steht übrigens für Androgen-Defizit beim alternden Mann. Verbunden mit diesem Mangel können dann allerdings auch beim Mann typische Alterszeichen auftreten, wie Muskelschwund, Müdigkeit, Depressionen, nachlassende Konzentrationsfähigkeit, Schlafstörungen, allgemeine Antriebsschwäche, nachlassende Libido und Potenz.

Was können die betroffenen Männer dagegen tun? Mein allererster Rat lautet: Äußerst misstrauisch sein, wenn sogenannte Anti-Aging-Experten Ihnen Cocktails aus Wachstumshormonen, Sexualhormonen wie DHEA oder Testosteron und Melatonin anbieten. Die Versprechungen, die sie dazu liefern, sind meist ebenso phantastisch wie die Preise, die sie dafür verlangen: das Aussehen und die Ausdauer eines jungen Mannes – faltenfreie, straffe Haut, mehr Selbstbewusstsein, gesteigerte Potenz, kräftige Muskeln.

Klingt doch gut. Was spricht dagegen? Dagegen spricht, dass es derzeit keine großen Langzeitstudien über die Wirksamkeit und vor allem über die Unbedenklichkeit dieser Art von Hormonpräparaten gibt. Gerade vor Testosteron warnen die seriösen Hormonfachleute. Schließlich haben Männer auch ein Organ, das sehr stark auf dieses Hormon reagiert, nämlich die Prostata. Es ist also gut möglich, dass es durch solche Anti-Aging-Prozeduren zu einer erhöhten Zahl von Prostata-

Hormone für Männer – lieber nicht!

krebs kommen wird – genau wie der weibliche Brustkrebs nach Östrogenbehandlung. Dazu kommt noch, dass der Körper von dem Moment an, an dem er Hormone von außen bekommt, seine eigene noch funktionierende Produktion von Testosteron sofort vermindert oder einstellt. Eine entsprechende Behandlung macht also nur Sinn bei den Männern, die nachweislich, zum Beispiel durch eine Krankheit, selbst kein Testosteron mehr produzieren können. Das müsste man aber vorher nachweisen.

Vielleicht sollten wir auch noch über ein Problem sprechen, das ja wohl weit verbreitet ist: Erektionsstörungen. Die Erektion, also das Steifwerden des Penis, ist eine komplizierte Sache, bei der Nerven, Hormone, Muskeln, Blutgefäße und natürlich die Psyche zusammenwirken. Kein Wunder, dass es in fast allen Kulturen einen Kult um das gute Stück gibt, schon weil der Penis eben als »launenhafter Geselle« gilt. Der nicht immer so gehorcht, wie man will. Eine Erektion entsteht, wenn – ausgelöst durch sexuelle Reize – ein Nervensignal an die kleinen Muskeln geht, die die Blutgefäße des Penis umgeben. Diese Muskeln entspannen sich, die Arterien können sich dadurch stark erweitern und mehr Blut in die schwammartigen Schwellkörper des Penis leiten. Gleichzeitig verengen sich die Venen, die das Blut ableiten. Dadurch gibt es einen Stau – das Glied wird fest und richtet sich auf. Nach

Versuchen Sie auf natürliche Weise jung zu bleiben.

dem Orgasmus normalisieren sich die Blutgefäße wieder und der Penis erschlafft. Es kommt also vor allem darauf an, dass die Nerven und die Blutgefäße in einem guten Zustand sind.
Und nicht geschädigt durch Rauchen, durch hohen Blutdruck, hohes Cholesterin? Richtig. Oder durch Diabetes. Die weitaus häufigste Ursache für Potenzstörungen sind denn auch Veränderungen der Arterien. Erst dann folgen andere Probleme: Eine Vergrößerung der Prostata, Nervenverletzungen, etwa durch Operationen, psychische Gründe oder auch die Nebenwirkungen einiger Medikamente wie Betablocker oder das Magenmittel Cimetidin. Hormonmangel ist nur in den seltensten Fällen ausschlaggebend.
Wichtig ist, dass ein Mann diese Probleme bei seinem Hausarzt oder beim Urologen anspricht und sich nicht einfach Potenzpillen aus dem Internet besorgt. Weil dadurch die möglichen Ursachen viel eher beseitigt werden können.
Was sollen die Männer aber sonst gegen Altersmüdigkeit tun? Das Gleiche wie die Frauen: Körperlich aktiv bleiben – Sport fördert den Erhalt der Blutgefäße, der Muskeln und der männlichen Hormone –, sich hochwertig ernähren und eine positive Lebenseinstellung versuchen.

Das beste Anti-Aging-Mittel ist die Liebe!

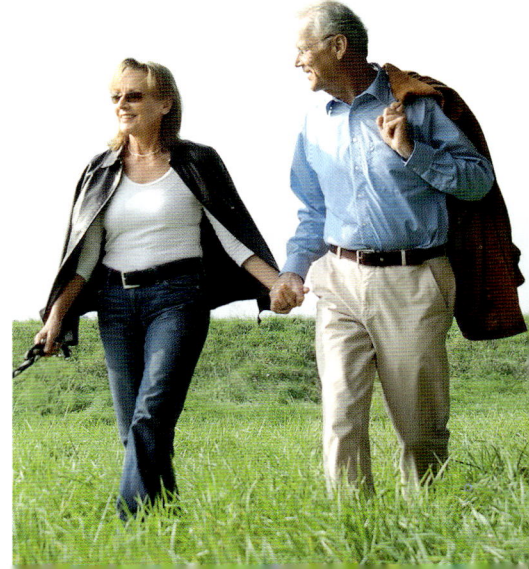

Glossar

ADAM: Abkürzung für den Ausdruck Androgen-Defizit beim alternden Mann

Androgene: männliche Geschlechtshormone wie Testosteron und Androstendion

Bisphosphonate: Medikamente, die den Knochenabbau verhindern und die Struktur der Knochen wieder festigen.

Gynäkologe/in: Frauenarzt/-ärztin

Hormonersatztherapie (HET): Medikamente, die den Ausfall von weiblichen Sexualhormonen in und nachden Wechseljahren ausgleichen sollen

Inkontinenz: unwillkürlicher Harn- (bzw. Stuhl-)abgang

Karzinom: Krebserkrankung

Libido: sexuelles Verlangen

Mammografie: Röntgenaufnahme zur Brustdiagnose

Menopause: anderes Wort für Wechseljahre oder Klimakterium

Östrogen, Gestagen: weibliche Geschlechtshormone

Osteologe: Facharzt für Knochengesundheit

Osteoporose: starke Verminderung der Knochendichte; Knochenschwund; Knochenabbau

Phytoöstrogene: pflanzliche Mittel mit schwacher Östrogen-Wirkung

Pilates: nach Joseph Pilates benannte Methode, die u.a. zur Kräftigung der tiefen Muskulatur und der Rumpfmuskulatur dient

Placebo: Scheinmedikament

Psychopharmaka: Medikamente zur Stabilisierung der seelischen Befindlichkeit

Testosteron: männliches Geschlechtshormon

Thrombose: Gerinnsel in einem Blutgefäß

Hilfreiche Adressen

AKF e.V. – Arbeitskreis Frauengesundheit in Medizin, Psychotherapie und Gesellschaft e.V.
Sigmaringer Straße 1
10713 Berlin
www.akf-info.de
Kritische Ausrichtung, gute Stichwortsuche

Bayerischer Rundfunk
Gesundheitsgespräch
www.bayern2.de/gesundheitsgespraech
Umfassende Basisinformation zu den Wechseljahren/Hormonersatztherapie; Navigation über Suchwort

Berufsverband der Frauenärzte e.V.
Postfach 20 03 63
80003 München
www.bvf.de
Über »Frauenärzte im Netz« bundesweite Arztsuche, umfassende Informationen mit standespolitischem Hintergrund, geeignet zur Meinungsbildung

Bundesselbsthilfeverband für Osteoporose e.V.
Kirchfeldstraße 149
40215 Düsseldorf
www.osteoporose-deutschland.de
Gute, allgemeinverständliche Informa-tionen über leitliniengerechte Behandlung von Osteoporose

Bundesverband der Frauengesundheitszentren e.V.
Kasseler Straße 1a
60486 Frankfurt am Main
www.frauengesundheitszentren.de
Vertretung von Patientinneninteressen nach dem Prinzip »Hilfe zur Selbsthilfe« mit kritischer Distanz zur etablierten Gesundheitsversorgung

Deutsche Gesellschaft für Gynäkologie und Geburtshilfe e.V.
im Haus der Kaiserin-Friedrich-Stiftung
Robert-Koch-Platz 7
10115 Berlin
www.dggg.de
Informationen für Ärzte – über Stichwortsuche durchaus auch geeignet für den sehr gut informierten Laien

Deutsche Menopause Gesellschaft e.V.
Prof. Dr. Ludwig Kiesel
Westfälische Wilhelms-Universität Münster
Albert-Schweitzer-Straße 33
48129 Münster
www.menopause-gesellschaft.de
Politisch korrekte Informationen, ein kleines Netzwerk von Fachärzten

Kassenärztliche Bundesvereinigung
Herbert-Lewin-Platz 2
10623 Berlin
www.kbv.de
Bietet ein bundesweites Arztsucheportal
im Internet

NATUM e.V.
Arbeitsgemeinschaft für Naturheil-
kunde, Akupunktur und Umweltmedi-
zin in der Deutschen Gesellschaft für
Gynäkologie und Geburtshilfe
Elise-Averdieck-Straße 17
27356 Rotenburg/W.
www.natum.de
Über den Gesundheitsportallink
www.gesundundleben.info/ weitere allge-
meinverständliche Informationen

Netzwerk Osteoporose e.V.
Ludwigstraße 22
33098 Paderborn
www.netzwerk-osteoporose.de
Navigation über Stichwortsuche, sehr
informativ, kurze Wege zu Pharmaseiten

pro familia
Stresemannallee 3
60596 Frankfurt am Main
www.profamilia.de
Informationen über Stichwortsuche, Sexu-
alberatung und Hormonersatztherapie

ÖSTERREICH
DOP Dachverband deutschsprachiger
Osteoporose Selbsthilfeverbände und
patientenorientierter Osteoporose
Organisationen e. V.
Breitenweg 7c/1
A–8042 Graz
www.osteoporose-dop.org
Alles rund um Knochengesundheit

Wiener Programm für Frauengesundheit
Guglgasse 7–9
A–Wien
www.frauengesundheit-wien.at
Umfassende Informationen zur Frauen-
gesundheit, klarer Verweis auf die Neben-
wirkungen bei Hormonersatztherapie,
gute Stichwortsuche

SCHWEIZ
Arbeitsgemeinschaft Osteoporose Schweiz
Postfach 270
CH–3000 Bern 7
www.donna.ch
Alles rund um Knochengesundheit mit
Unterstützung eines Pharmaherstellers

Frauengesundheitszentrum
Rämistraße 35
CH–8001 Zürich
www.frauengesundheitszentrum.ch
Gezielte Informationen nur persönlich

Register

Impressum

Programmleitung:
Ulrich Ehrlenspiel
Redaktion: Corinna Feicht,
Christina Wiedemann
Lektorat: Janette Schroeder
Bildredaktion:
Daniela Jelinek
Layout: independent Medien-Design, Claudia Hautkappe
Herstellung: Gloria Pall
Satz: schroeder & partner, München
Repro: Longo AG, Bozen
Druck und Bindung:
Kaufmann, Lahr
ISBN 978-3-8338-1109-8
1. Auflage 2008

GRÄFE UND UNZER

Ein Unternehmen der
GANSKE VERLAGSGRUPPE

Wichtiger Hinweis:

Die Gedanken, Methoden und Anregungen in diesem Buch stellen die Meinung bzw. Erfahrung des Verfassers dar. Sie wurden vom Autor nach bestem Wissen erstellt und mit größtmöglicher Sorgfalt geprüft. Sie bieten jedoch keinen Ersatz für persönlichen kompetenten medizinischen Rat. Jede Leserin, jeder Leser ist für das eigene Tun und Lassen auch weiterhin selbst verantwortlich. Weder Autor noch Verlag können für eventuelle Nachteile oder Schäden, die aus den im Buch gegebenen praktischen Hinweisen resultieren, eine Haftung übernehmen.

Bildnachweis:

Fotos:
Beat Ernst: S. 29; Corbis: S. 9, 38; Color Box: S. 39; Focus/SPL: S. 13, 14, 32 (li. + re.); Getty: S. 6, 11; Imago: S. 16; Jump: S. 26; Jupiter Images S. 18; Mauritius: S. 2, 22, 43; Dieter Mayr: U1/U4, S. 4 (li. + re.); Stockfood: S. 34

Illustration:
Ingrid Schobel, München S. 36

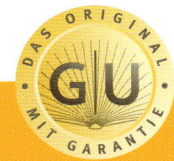